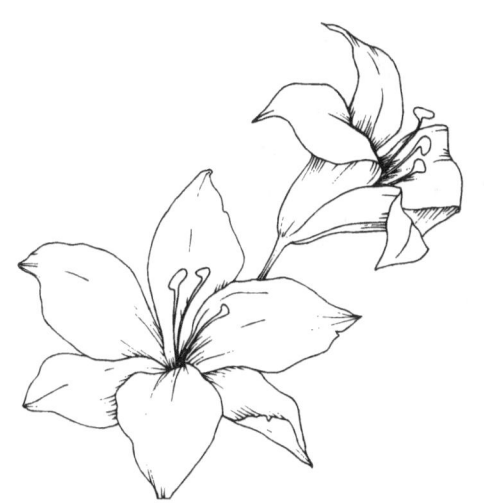

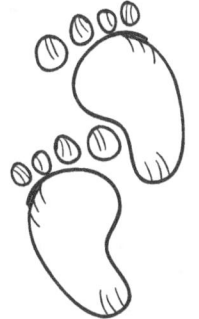

Mon suivi de FIV

J'appartiens à ....

Adresse ....

Email ....

Tél ....

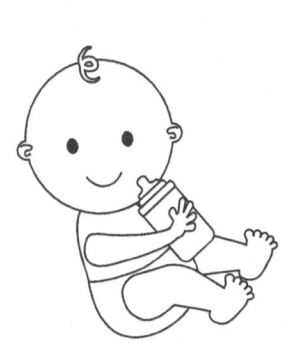

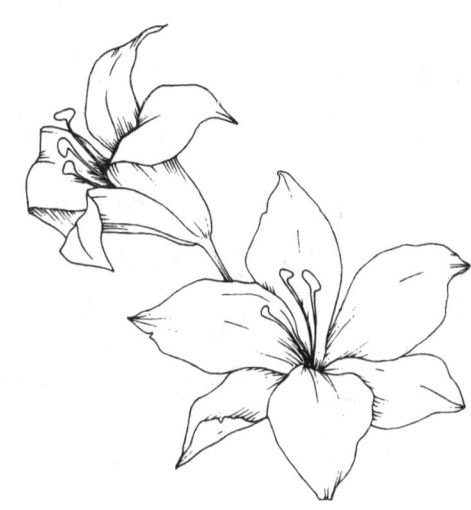

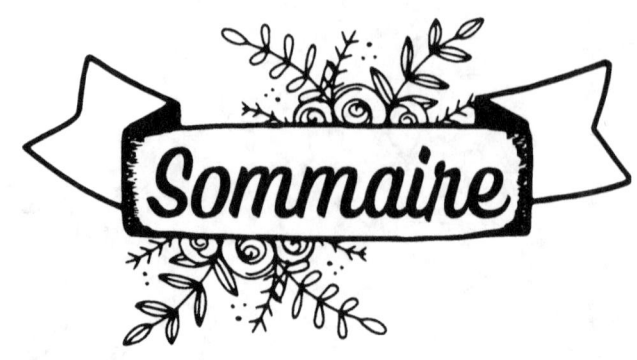

Sommaire

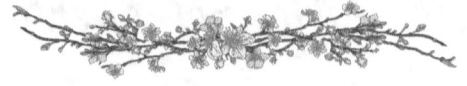

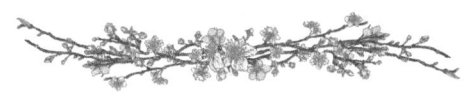

Si vous avez c carnet entre les mains c'est que vous suivez actuellement le parcours de la Fécondation In Vitro

Vous n'êtes pas sans savoir que les différentes étapes demandent patience et énergie.

Ce livret vous aidera à suivre et à passer les étapes avec un peu plus de facilité : des idées d'activités, des pages de note, un suivi ludique... pour se sentir moins seule.

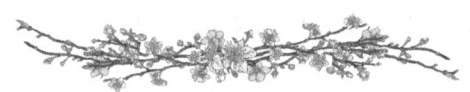

La FIV en quelques chiffres

La FIV peut être abordée de façon conventionnelle ou avec ICSI.

Aujourd'hui un peu plus de 10 % des couples sont confrontés à l'infertilité.

Selon les derniers statistiques, l'infertilité est répartie de 30% chez la femme, 30% chez l'homme, 30% pour les deux et les 10% reestants sont inexpliqués.

Les 3/4 des grossesses issues de la FIV aboutissent.

La réussite demande parfois beaucoup de patience. Sachez aussi que divers facteurs peuvent être à l'origine d'un échec (le nombre de tentatives effectuées, l'aspect psychologique...)

Si vos résultats restent négatifs avec la FIV conventionnelle sachez que la FIV avec ICSI est plus efficace mais reste une seconde option (selon les personnes)

Le taux de réussite avec la FIV ICSI est de plus de 26%

Les mots d'ordre seront patience et persévérance !!

Notre histoire d'amour

Toi... **Moi...**

Tu avais .....ans   **J'avais .....ans**

Date de notre rencontre ....

Lieu de notre rencontre ....

Mon parcours FIV

Date	Examen	Résultat

Mes interlocuteurs

Fonction :

Nom :

Tel:

Mail

Fonction :

Nom :

Tel:

Mail

Fonction :

Nom :

Tel:

Mail

Fonction :

Nom :

Tel:

Mail

Fonction :

Nom :

Tel:

Mail

Fonction :

Nom :

Tel:

Mail

Fonction :

Nom :

Tel:

Mail

Fonction :

Nom :

Tel:

Mail

Mes premiers jours de cycle

Je note chaque premier jour de mes règles

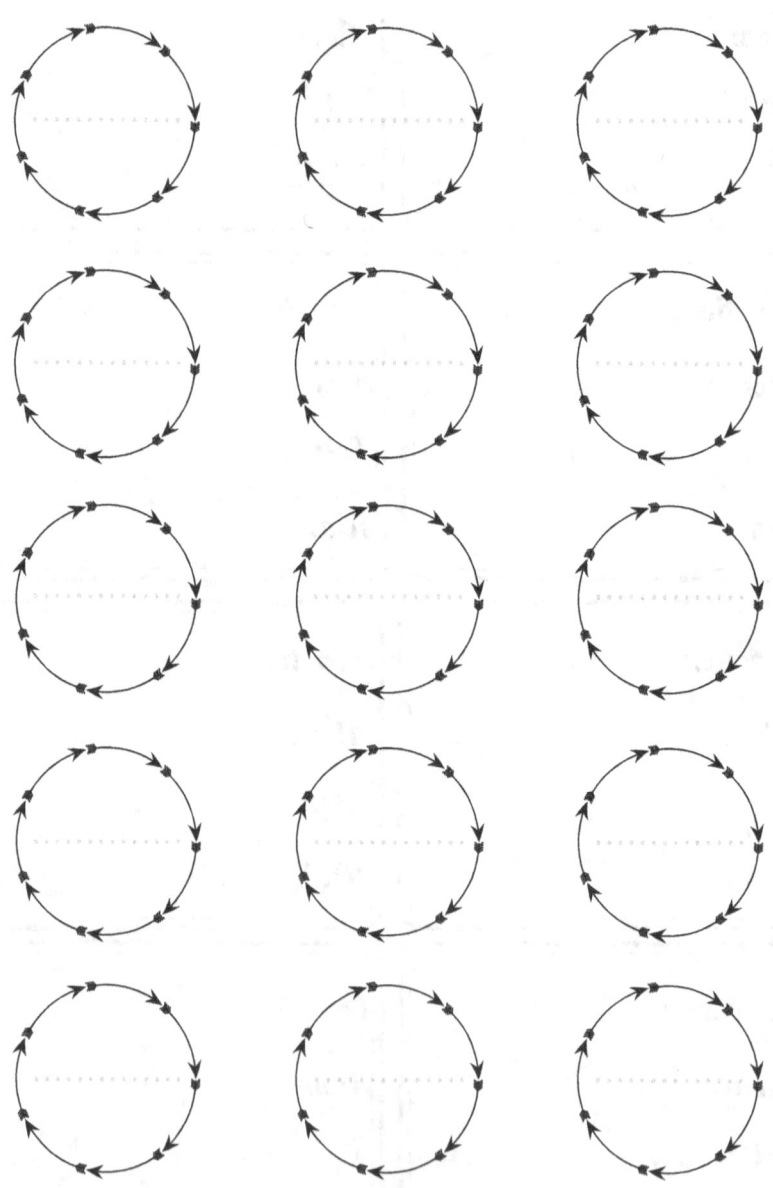

 *La veille du transfert*

Je prépare les documents à emmener :

     Nos cartes d'identités

     Mes dernières prises de sang

     Ma carte vitale

Les petites choses à faire pour se détendre :

- *Prendre un bain*
- *Ecouter sa musique préférée*
- *Une séance de relaxation*
- ....
- ....

Les consignes du centre :

....

....

....

....

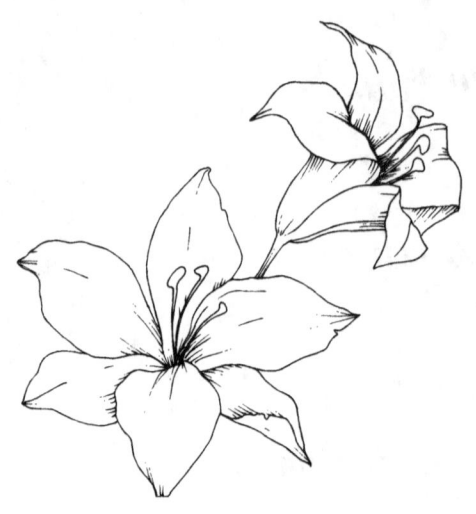

Round 1

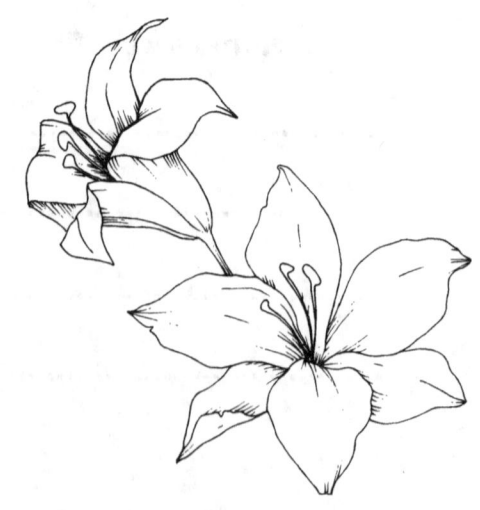

Mes prises de médicaments

Nom	Fonction	Posologie	Durée

Notes :

....

....

....

Mon suivi de prises de sang

Date	Ostradiol	LH	Progestérone

Notes :

....

....

....

Mon suivi d'écographies

Date	Ovaire gauche	Ovaire droit	Endométriome

Notes :

....

....

....

Mon premier TEC

Date de départ : ...../ ...../ .....

Technique utilisée :

☐   **FIV Classique**

☐   **FIV ICSI**

Technique spécifique :

☐   **PICSI ou MACS**   ☐   **Embryoglue**

☐   **Time lapse**   ☐   **Éclosion assistée**

☐   **IMSI**   ☐   **Culture prolongée**

☐   **Autres : ....**

Le jour J

Comment je me sens ?

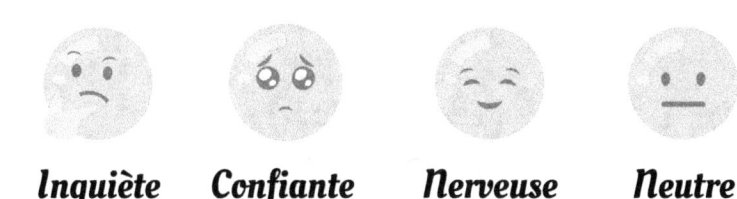

Inquiète   Confiante   Nerveuse   Neutre

Nombres d'embryons transférés :

0   1   2   3

Jours de développement :

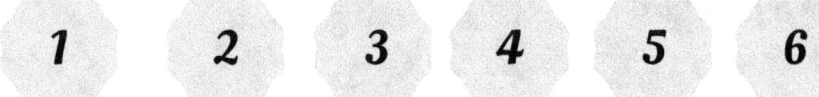

1   2   3   4   5   6

Nombres d'embryons vérifiés :

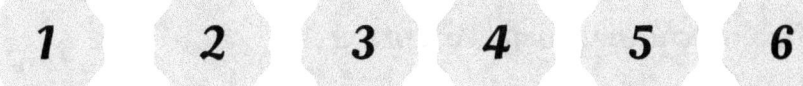

1   2   3   4   5   6

Le jour du test de grossesse

....

Résultat : ⊕ ⊖

Ma prise de sang :

....

Résultat 1 : ⊕ ⊖

48 h plus tard : ⊕ ⊖

Mon prochain RDV avec le gynécologue :

..... / ..... / .....

Mon prochain transfert est prévu le :

..... / ..... / .....

Mon humeur pendant le cycle

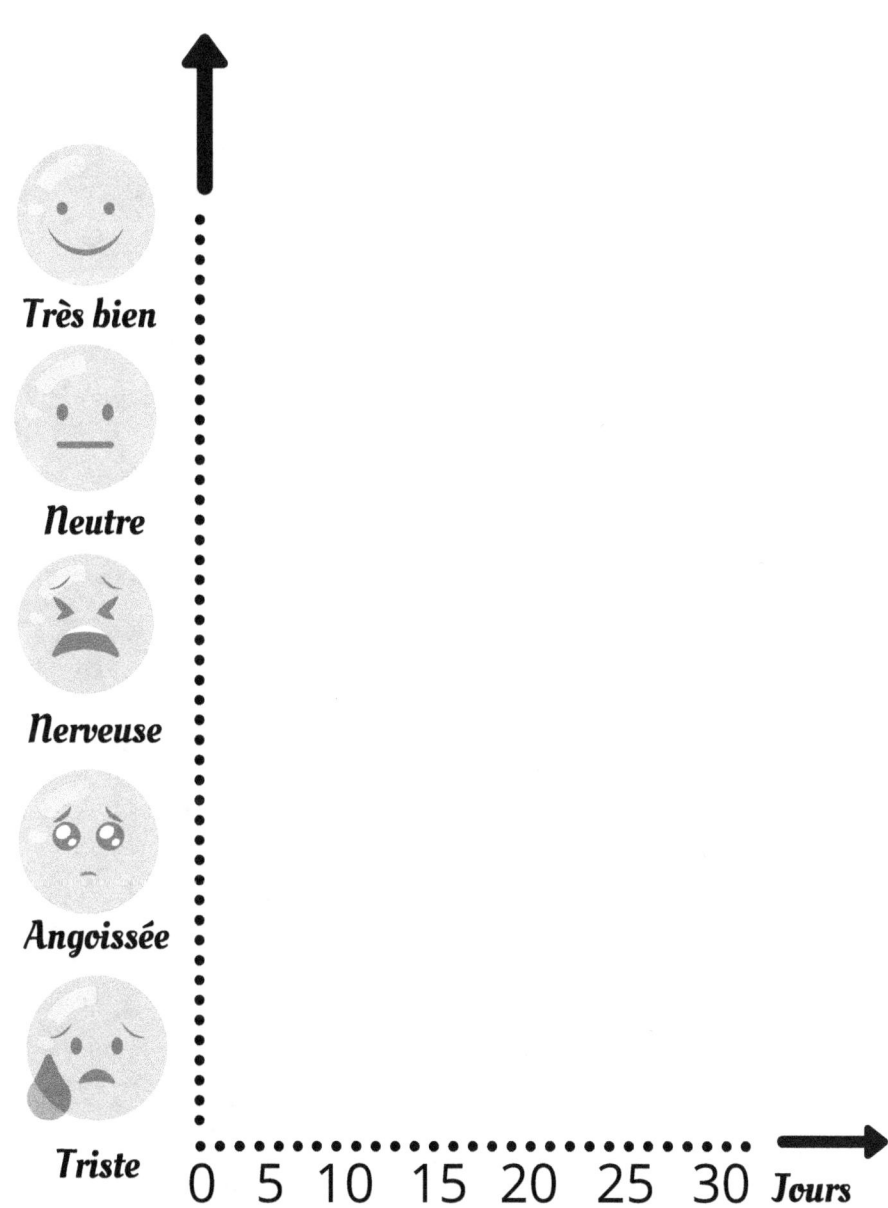

Mes notes personnelles

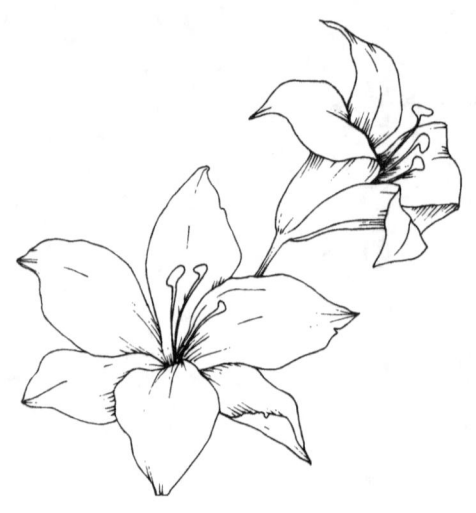

Round 2

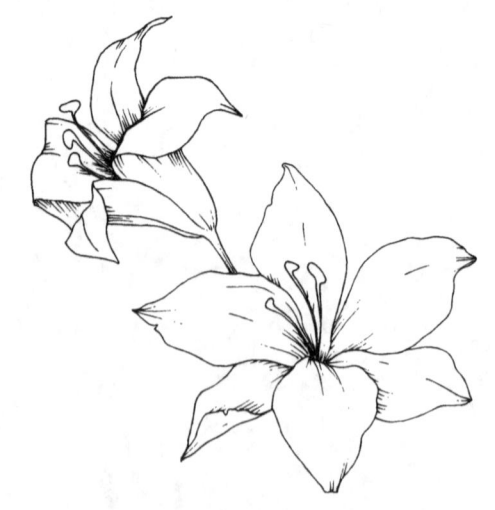

Mes prises de médicaments

Nom	Fonction	Posologie	Durée

Notes :

....

....

....

Mon suivi de prises de sang

Date	Ostradiol	LH	Progestérone

Notes :

....

....

....

Mon suivi d'écographies

Date	Ovaire gauche	Ovaire droit	Endométriome

Notes :

....

....

....

Mon deuxième TEC

Date de départ : ..... /..... /.....

Technique utilisée :

☐   **FIV Classique**

☐   **FIV ICSI**

Technique spécifique :

☐   **PICSI ou MACS**   ☐   **Embryoglue**

☐   **Time lapse**   ☐   **Éclosion assistée**

☐   **IMSI**   ☐   **Culture prolongée**

☐   **Autres :** ....

Le jour J

Comment je me sens ?

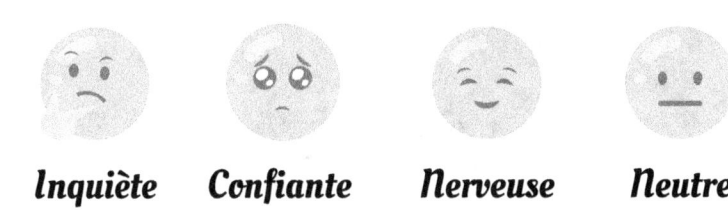

Inquiète   **Confiante**   **Nerveuse**   **Neutre**

Nombres d'embryons transférés :

0   **1**   **2**   **3**

Jours de développement :

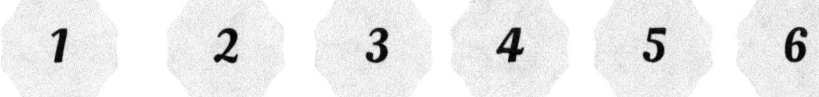

1   **2**   **3**   **4**   **5**   **6**

Nombres d'embryons vérifiés :

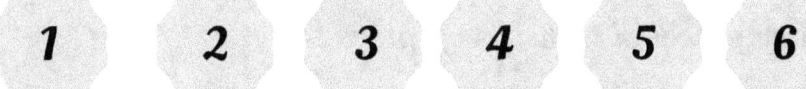

1   **2**   **3**   **4**   **5**   **6**

Le jour du test de grossesse

....

Résultat :   ⊕   ⊖

Ma prise de sang :

....

Résultat 1 :   ⊕   ⊖

48 h plus tard :   ⊕   ⊖

Mon prochain RDV avec le gynécologue :

..... / ..... / .....

Mon prochain transfert est prévu le :

..... / ..... / .....

Mon humeur pendant le cycle

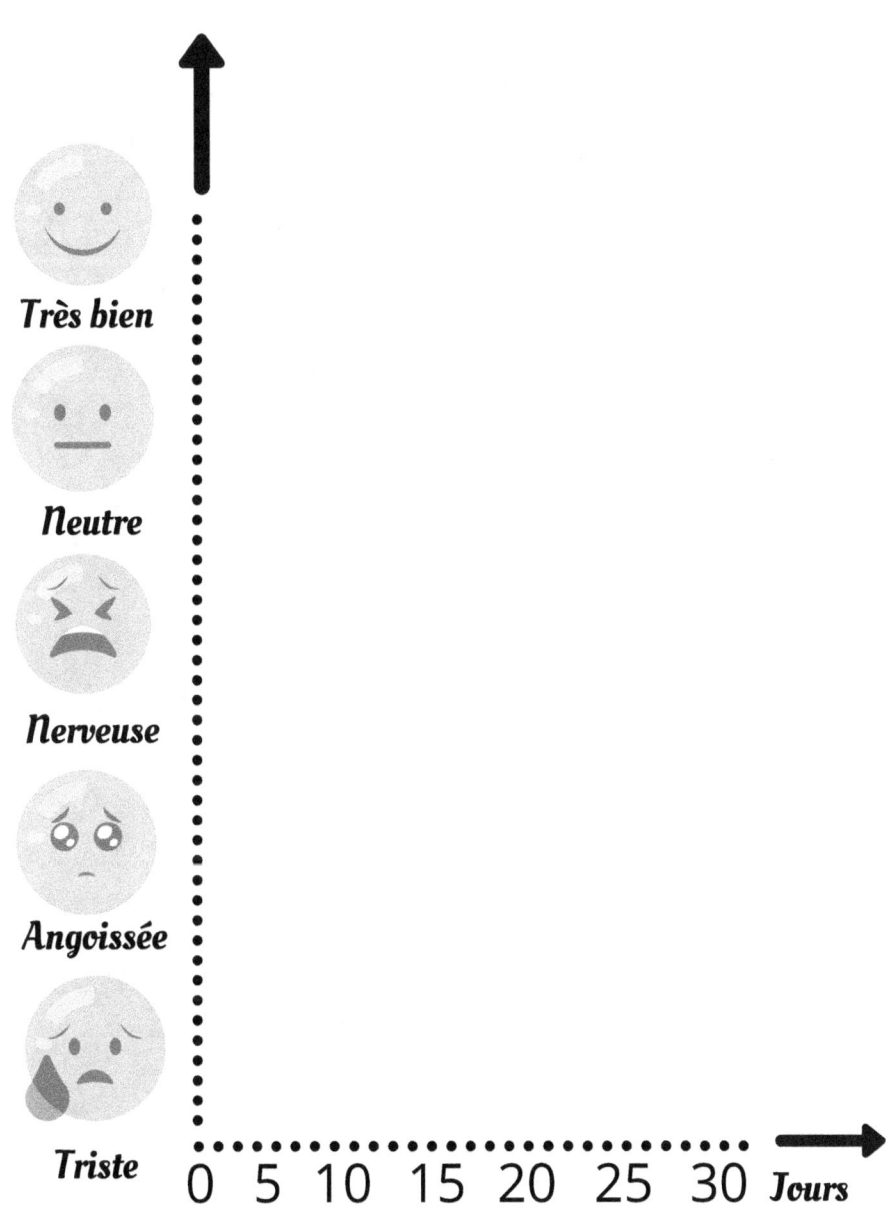

Mes notes personnelles

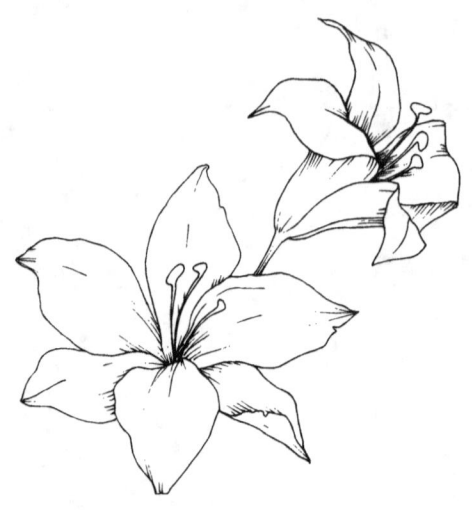

Round 3

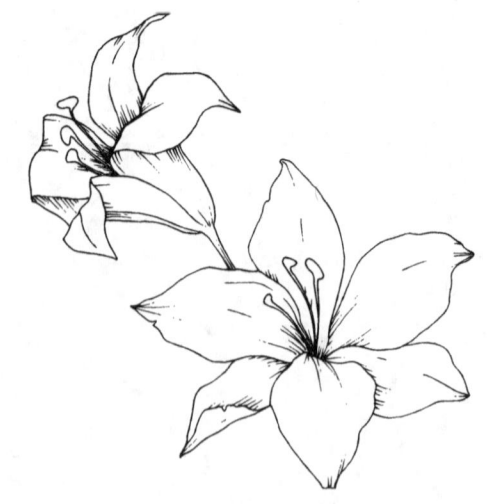

Mes prises de médicaments

Nom	Fonction	Posologie	Durée

Notes :

....

....

....

Mon suivi de prises de sang

Date	Ostradiol	LH	Progestérone

Notes :

....

....

....

Mon suivi d'écographies

Date	Ovaire gauche	Ovaire droit	Endométriome

Notes :

....

....

....

Mon troisième TEC

Date de départ : ..... /..... /.....

Technique utilisée :

☐   **FIV Classique**

☐   **FIV ICSI**

Technique spécifique :

☐   **PICSI ou MACS**   ☐   **Embryoglue**

☐   **Time lapse**   ☐   **Éclosion assistée**

☐   **IMSI**   ☐   **Culture prolongée**

☐   **Autres : ....**

Le jour J

Comment je me sens ?

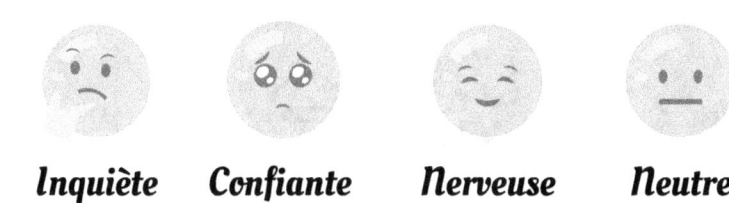

Inquiète   Confiante   Nerveuse   Neutre

Nombres d'embryons transférés :

0   1   2   3

Jours de développement :

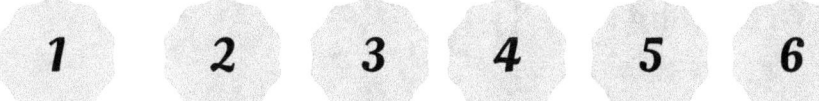

1   2   3   4   5   6

Nombres d'embryons vérifiés :

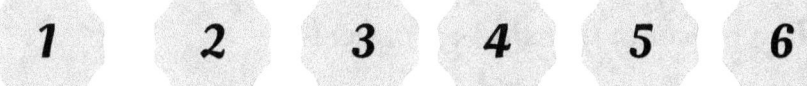

1   2   3   4   5   6

Le jour du test de grossesse

....

Résultat : ⊕ ⊖

Ma prise de sang :

....

Résultat 1 : ⊕ ⊖

48 h plus tard : ⊕ ⊖

Mon prochain RDV avec le gynécologue :

..... / ..... / .....

Mon prochain transfert est prévu le :

..... / ..... / .....

Mon humeur pendant le cycle

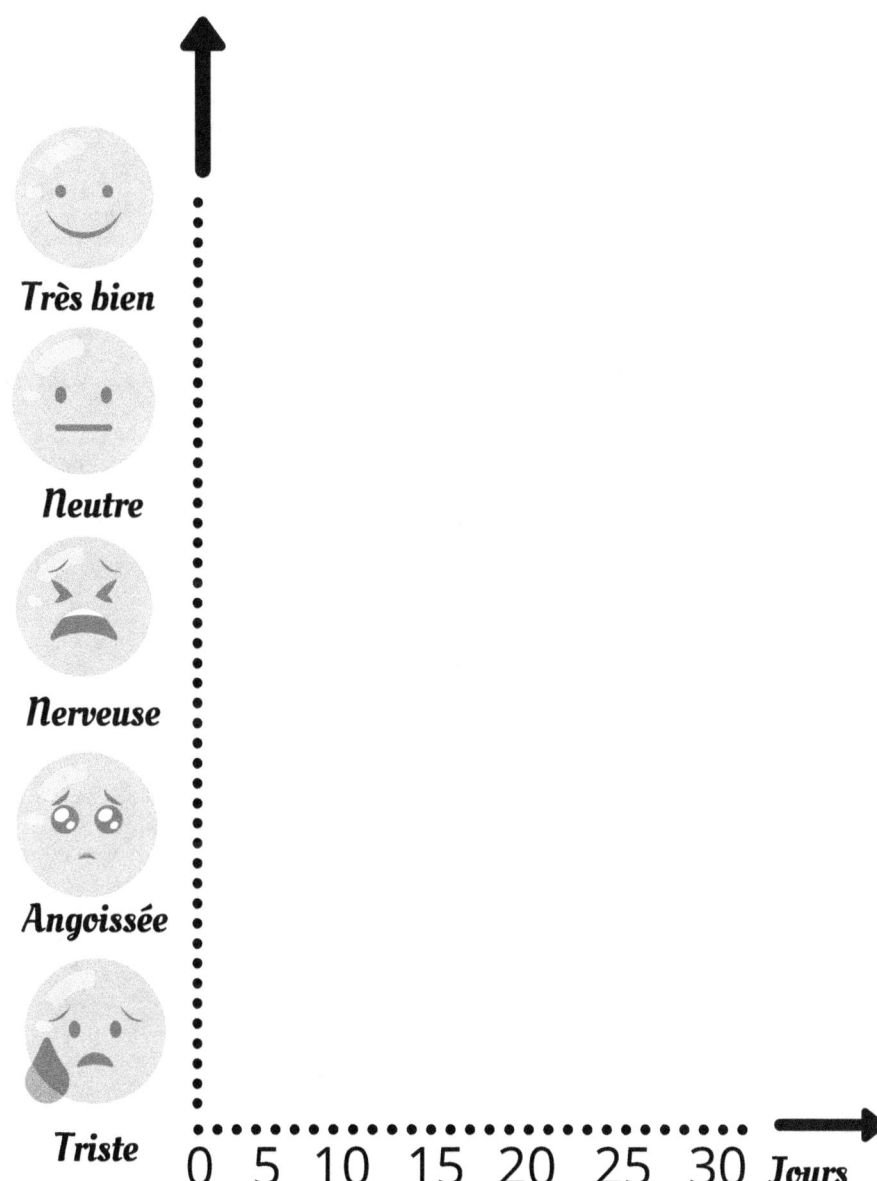

Mes notes personnelles

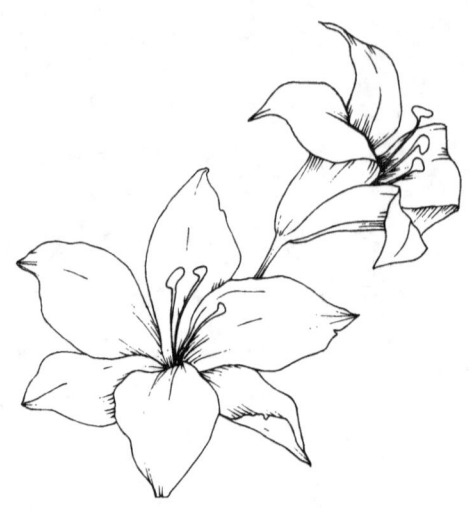

Round 4

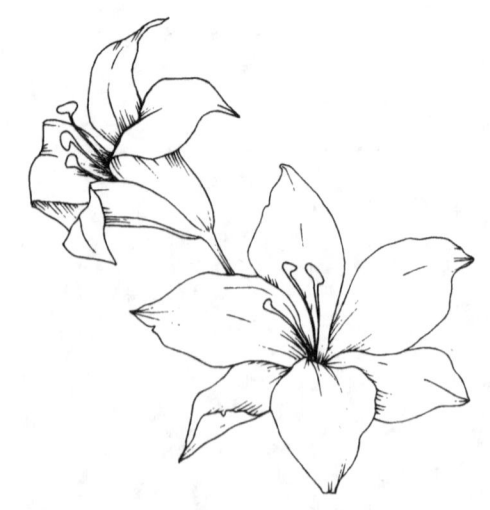

Mes prises de médicaments

Nom	Fonction	Posologie	Durée

Notes :

....

....

....

Mon suivi de prises de sang

Date	Ostradiol	LH	Progestérone

Notes :

....

....

....

Mon suivi d'écographies

Date	Ovaire gauche	Ovaire droit	Endométriome

Notes :

....

....

....

Mon quatrième TEC

Date de départ : ..... / ..... / .....

Technique utilisée :

☐   **FIV Classique**

☐   **FIV ICSI**

Technique spécifique :

☐   **PICSI ou MACS**   ☐   **Embryoglue**

☐   **Time lapse**   ☐   **Éclosion assistée**

☐   **IMSI**   ☐   **Culture prolongée**

☐   **Autres : ....**

Le jour J

Comment je me sens ?

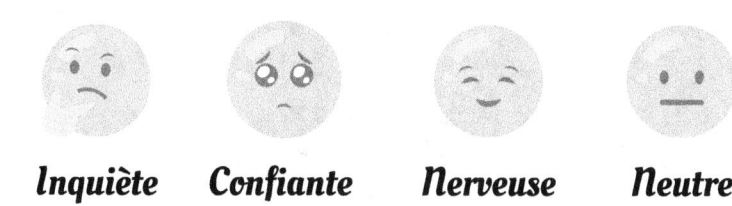

Inquiète   **Confiante**   **Nerveuse**   **Neutre**

Nombres d'embryons transférés :

0   **1**   **2**   **3**

Jours de développement :

1   **2**   **3**   **4**   **5**   **6**

Nombres d'embryons vérifiés :

1   **2**   **3**   **4**   **5**   **6**

Le jour du test de grossesse

....

Résultat : ⊕ ⊖

Ma prise de sang :

....

Résultat 1 : ⊕ ⊖

48 h plus tard : ⊕ ⊖

Mon prochain RDV avec le gynécologue :

..... / ..... / .....

Mon prochain transfert est prévu le :

..... / ..... / .....

Mon humeur pendant le cycle

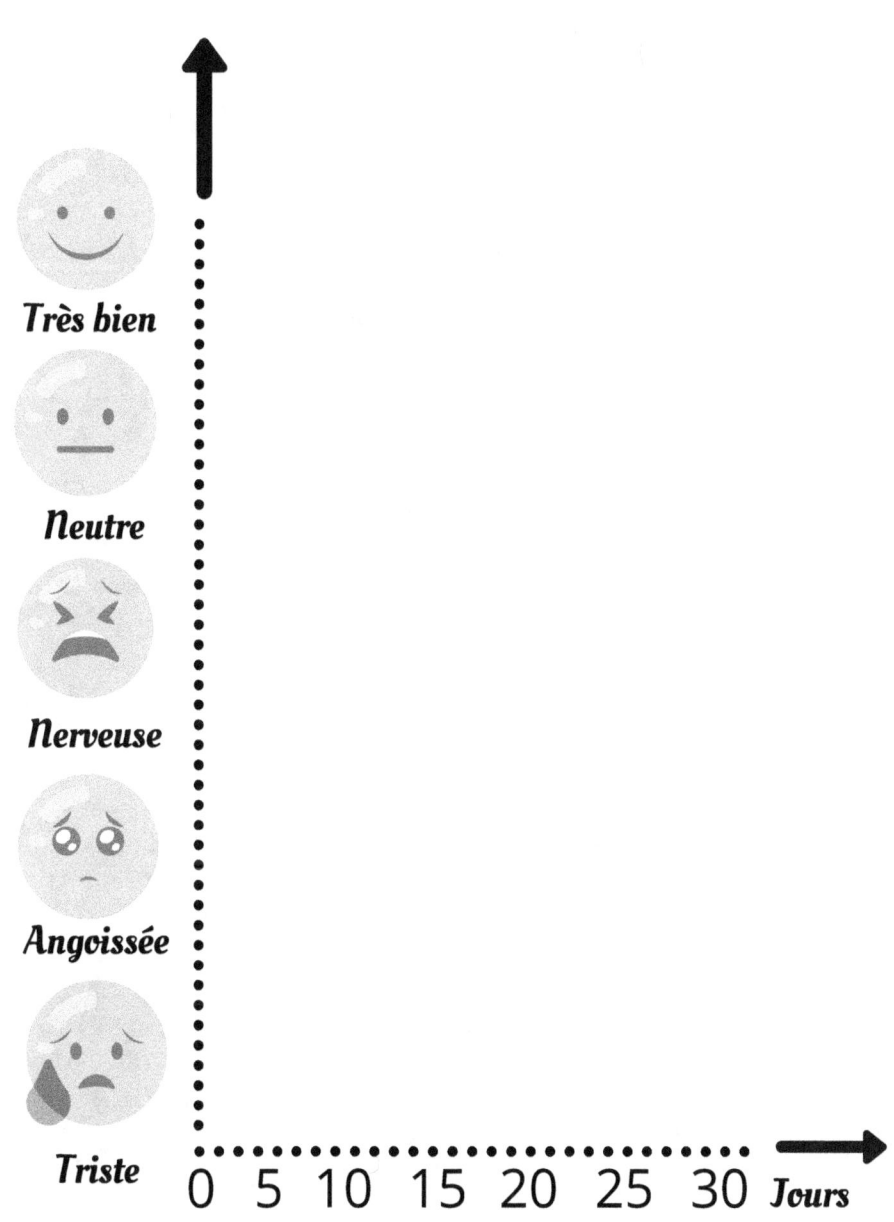

Mes notes personnelles

Mes deux semaines d'attentes

Ces deux semaines peuvent paraître interminables...Alors pour passer le temps de façon agréable, nous vous proposons quelques idées d'activités à faire seule ou en couple

Du temps pour moi

- ☐ Activités créatives
- ☐ Faire du shopping
- ☐ M'offrir une manucure
- ☐ Acheter un livre de coloriage
- ☐ Lire
- ☐ Faire du sport (si autorisation du médécin)
- ☐ Aller au cinéma (un comique)
- ☐ ....
- ☐ ....
- ☐ ....
- ☐ ....
- ☐ ....
- ☐ ....

Du temps pour nous

- [ ] *Un week - end insolite*
- [ ] *Préparer notre prochain voyage*
- [ ] *Nos futurs projets*
- [ ] *Une séance photo à deux*
- [ ] *Une balade en pleine nature*
- [ ] *Cuisiner ensemble*
- [ ] *Commencer une série TV*
- [ ] *Faire un jeu de société*
- [ ] ....
- [ ] ....
- [ ] ....
- [ ] ....
- [ ] ....

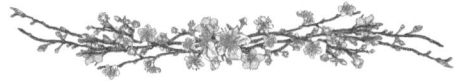

Ma liste de lecture

Des livres pour vous accompagner sur votre parcours fiv, des livres pour s'évader et d'autres pour rires...

☐ Un GPS pour la cigogne - Amandine Forgali

☐ Faire un enfant au XXI - Pr François Olivennes

☐ In vitro veritas - Lapuss'

☐ Le dernier jour du reste de ma vie - V. Grimaldi

☐ Le Petit Prince - Antoine de St Exupéry

☐ Satané Karma - David Safier

☐ La fabuleuse histoire de Guirec et Monique Guirec Soudée

☐ ....

☐ ....

☐ ....

☐ ....

Les comptes à suivre

Les réseaux sociaux sont aussi un moyen d'échanger et de partager. Aujourd'hui ils regorgent de comptes , de blogueuses qui partagent leurs expériences et accompagnent les femmes dans leurs parcours...

⃝ Les comptes instagram

- ....
- ....
- ....
- ....
- ....

Les podscats

- ....
- ....
- ....
- ....
- ....

En résumé

Les échanges avec le corps médical

....
....
....
....
....
....

Les difficultés rencontrées

....
....
....
....
....
....

Comment l'avons-nous vécu

....
....
....
....
....
....

www.ingramcontent.com/pod-product-compliance
Lightning Source LLC
Chambersburg PA
CBHW070514220526
45467CB00002B/656